AF585897

RECHERCHE TOXICOLOGIQUE DU SANG

Par C. HUSSON, pharmacien à Toul.

L'expert qui a pour mission de déterminer la nature d'une tache d'aspect sanguinolent, doit répondre à ces deux graves questions :

1° Les macules observés sont-ils dus à des taches de sang?

2° Ce sang provient-il d'un homme ou d'un animal ?

De la solution qu'il donnera, dépend le verdict de la justice. Une erreur de sa part entraînerait la perte d'un innocent ou la mise en liberté d'un criminel. Aussi les conclusions du chimiste doivent-elles s'appuyer sur une longue série d'opérations, ayant donné des résultats tout à fait positifs.

Le second problème est sans contredit le plus difficile. Notre savant confrère, J. Périer, dans un travail remarquable fait de concert avec M. Berchon, croit l'avoir résolu.

Sa méthode, ainsi que celle de M. le professeur Barruel, repose sur la dimension du globule. C'est en effet le seul moyen sérieux indiqué jusqu'aujourd'hui, car les procédés Lassaigne, Bouttigny, Persos, Sonnenschein, Naquet, Taddei, sont tout à fait insuffisants et peuvent donner lieu à de cruelles méprises. Toutefois la mensuration microscopique des globules présente des dangers et de grandes difficultés.

Il n'est pas facile d'isoler le globule sanguin ; ses deux bords ne correspondent pas toujours à deux divisions exactes du micromètre, ses dimensions varient d'une manière très-sensible par suite des phénomènes d'endosmose et d'exosmose. Aussi MM. Wirchow, Casper, Robin, Waarword, Ritter, Dragendorff, conseillent-ils aux experts la plus grande prudence. Il ne peut en être autrement, quand les chimistes les plus distingués donnent des nombres si différents comme diamètre moyen des globules rouges.

MM. Wurtz indique. 0,007
Pelouze et Frémy. 0,083
Briant et Chaudé 0,007
Legrand du Saulle. 0,0079
Berchon et Perrier 0,0083
Ritter, dans sa traduction de Dragendorff, de 0,0086 à. 0,0066

Pour ce dernier chimiste, le diamètre du globule ne serait pas constant. Pour MM. Perrier et Berchon les variations du diamètre des hématies n'aurait lieu que chez le fœtus et le nouveau-né.

S'il existe des différences aussi notables pour les globules frais, combien doivent-elles être plus considérables, quand il s'agit de la mesure du globule desséché? M. Perrier a observé que le diamètre de 0,0083 peut descendre à 0,007. D'après M. Roussin, pour déclarer que les taches ne sont pas produites par du sang humain, il faut que l'expert ait obtenu une moyenne de 0,005 de millimètre de diamètre, à la suite de nombreuses mesures faites sur des globules ne présentant ni déchirures ni déformation.

Les chiffres trouvés dans les différentes expertises où j'ai eu à examiner des taches de sang desséché, varient de 0,007 à 0,0075. Bien qu'ils soient compris entre les dimensions extrêmes indiquées par les différents auteurs, je n'aurais donné mon avis que sous forme dubitative, si d'autres preuves n'étaient venues confirmer mes conclusions. Dans l'assassinat Guinet Sigisbert, par exemple, des cheveux de la victime se trouvaient pris dans la plaque de sang qui recouvrait une dame de bois. Dans l'affaire Didier (viol) du mucus vaginal était mêlé au sang. Alors plus de doutes, la réponse doit être affirmative. Ce qui montre avec quelle attention l'expert doit noter les plus petits détails pouvant éclairer sa conscience.

L'autre partie de la question, quoique plus simple, ne présente pas moins quelquefois de sérieuses difficultés. M. Perrier ayant passé en revue les moyens conseillés dans les différents traités de toxicologie, termine sa thèse en ces termes :

L'apparition des cristaux d'hémine (Teichmann) de chlorhydrate d'hématine (Hoppe Zeyler), d'hématocristalline (Lehmann), constitue dans l'état actuel de nos connaissances l'indice le plus certain de la présence du sang. Aucun procédé d'expérimentation n'est plus simple, plus élégant et plus rapide ; il est de beaucoup préférable à l'examen spectroscopique.

J'ai étudié avec le plus grand soin ces méthodes, dans un mémoire présenté à l'Académie des sciences, publié par l'Union pharmaceutique et le Journal de pharmacie.

Examinant les differents sels qu'on pourrait substituer au chlorure de sodium, il m'a semblé que l'emploi d'une solution d'iodure de potassium au 20e était bien préférable et donnait des résultats beaucoup plus sensibles.

La simplicité de la réaction que j'ai décrite, m'a permis d'étudier les cristaux d'hémine de provenances variées. J'espérais trouver ainsi des types différents, suivant les espèces animales; mais depuis les mammifères jusqu'aux mollusques, j'ai rencontré partout un type uniforme.

Tous les cristaux d'hémine appartiennent au prisme rhomboïdal oblique, ils éprouvent toutefois de telles modifications qu'il devient difficile de reconnaître le type primitif. Ces altérations ne me paraissent pas dues à la nature du sang, mais à l'état de dilution, à la température, au modus faciendi, et surtout au milieu dans lequel se produisent les cristaux.

On observe facilement ces phénomènes en remplaçant le chlorure ou l'iodure par une solution boratée. Il n'est pas rare dans ces conditions, de trouver toutes les formes de l'hémine, de l'hématoïdine et quelquefois de l'hémoglobine cristalisée. Le chimiste devra se familiariser avec ces différents genres de cristaux, car depuis la publication de ma dernière note, j'ai remarqué qu'une tache de sang qui a été lavée au savon ou au carbonate de soude donne les mêmes résultats.

Dans une expertise faite récemment avec mon savant maître, M. Schlagdenhauffen, nous avons dû rechercher le degré de sensibilité de la réaction de l'hémine. Pour cela, des taches artificielles ont été produites avec du sang déposé sur le drap d'un pantalon gris, devant sa couleur à un mélange de laine teinte en bleu, en jaune et en blanc.

L'étoffe a été plongée dans de l'eau bouillante et maintenue une demi-heure à la température de 100°, puis elle a été savonnée, lavée à l'eau froide tant qu'il s'est écoulé une eau colorée, enfin avec de l'eau contenant un peu de carbonate de soude. Lorsque le drap a été sec, les taches étaient encore apparentes, elles ne cédaient plus rien à l'eau, mais en les traitant par l'acide acétique, on obtenait un liquide jaune-rouge qui a servi à la recherche de l'hémine en suivant le procédé que j'ai indiqué.

Les cristaux se sont produits surtout aux angles du couvre-objet, où on a soin de ramener le liquide non entièrement évaporé, et se sont montrés de la manière suivante : l'hémine a l'aspect d'un œuf teint en jaune-roux dont les deux extrémités auraient été tordues en sens inverse. Peu à peu on voit apparaître au milieu, comme un embryon, une aiguille qui conserve la forme de l'œuf. Il semblerait que celui-ci s'est aplati pour produire l'aiguille en laissant autour d'elle une auréole jaune occupant la même place que la masse ovoïde.

Sans ces phénomènes, si l'aiguille d'hémine avait apparu seule, il aurait été difficile de la distinguer des cristaux d'indigo qui se forment en même temps. Ce qui nous conduit à parler d'une nouvelle difficulté qui peut se présenter au toxicologiste. M. Ritter, dans son excellente traduction du traité de Dragendorff, dit, page 672 :

On n'a signalé jusqu'à présent qu'une seule confusion possible ; les étoffes colorées par l'indigo cèdent également à l'acide acétique une substance cristallisable, mais les cristaux sont bleus et ont un aspect microscopique complétement différent de ceux d'hémine.

D'après cela, on croirait que rien n'est plus facile que de différencier ces deux corps. Mais il n'en est pas toujours ainsi ; souvent ces cristaux d'indigo mettent l'observateur dans la plus grande incertitude, et dans l'expertise dont je viens de parler, nous avons dû faire de nombreux essais avant de nous faire une conviction.

Voici le résumé de ces recherches :

Les taches suspectes qui ont l'aspect physique des taches

sanguines, se trouvaient sur le même drap que celui que nous avons décrit plus haut. N'ayant rien cédé à l'eau après quarante-huit heures de macération, elles ont été traitées par l'acide acétique cristallisable. L'évaporation du liquide acide que l'on obtient étant faite avec le plus grand soin, on remarque une particularité qui n'a pas été signalée antérieurement. La solution jaune-orange prend une teinte de plus en plus rouge, passe au rouge-sang et forme un résidu sec, violacé, bleuâtre. Ce résidu se dissout de nouveau dans l'acide acétique et reprend sa teinte violacée-bleuâtre, après évaporation au bain-marie. Cette coloration est donc due à une matière colorante particulière du pantalon. En évaporant le liquide jaune au bain-marie avec une trace de chlorure de sodium ou d'iodure de potassium, et en examinant le résidu au microscope, on obtient une masse analogue à l'urate de soude ou bien des fleurons semblables à ceux du centaurea cyanus, ou bien des cristaux plus réguliers analogues à ceux d'hémine, mais toujours colorés en bleu.

En reprenant les petits morceaux de pantalon par une deuxième portion d'acide acétique, le liquide, au lieu d'être jaune comme dans le premier cas, prend une teinte verte. Évaporé, il passe par diverses teintes variant du vert-bleu au violet, et laisse enfin à la dessiccation une masse d'apparence gommeuse violet-bleuâtre, comme dans l'expérience précédente.

Ces résultats nous ont suggéré l'idée que les petits cristaux de forme diverse, colorés en bleu, pourraient être dus à la présence de traces de sang ou de purin, mélangés d'un peu de matière colorante du pantalon, ce qui nous a fait entreprendre un certain nombre de recherches dans le but de vérifier nos prévisions et de nous fixer sur la nature de nos premières expériences. Voici ce que nous avons remarqué de plus important :

En traitant un mélange de sang et d'indigo par l'acide acétique, on obtient des cristaux d'indigo et d'hémine parfaitement caractérisés par leur forme et leur couleur. Toutefois s'il n'y a que des traces de sang, on observe seulement des cristaux bleus. Plusieurs corps, tels que le savon de soude, l'urate de soude, l'urate et l'hippurate d'ammoniaque, le carbonate de soude et le carbonate d'ammoniaque, traités par l'acide acétique cristallisable en présence de l'indigo, donnent des cristaux cubiques ou rectangulaires colorés en bleu.

Ces cristaux qui appartiennent au prisme sont ici différents des cristaux d'hémine, mais quelquefois par troncature, ils prennent aussi la forme ovoïde, ou bien lorsqu'ils sont cubiques, ils se creusent sur toutes les faces et paraissent étoilés, enfin lorsqu'ils sont rectangulaires, les plus petites faces seules se creusent, et il devient difficile de juger s'ils appartiennent au prisme droit ou au prisme rhomboïdal oblique. Dans ces conditions l'expert pourrait se demander si l'hémine n'a pas été teintée en bleu par la matière colorante du pantalon.

Mais nous avons démontré que si le sang se trouve mélangé en suffisante proportion à l'indigo, il est très-facile de distinguer les deux espèces de cristallisation. S'il n'y a que des traces, nous avons vu comment il est encore quelquefois possible de distinguer l'hémine.

Lorsque les caractères que nous avons signalés manquent, l'expert devra se prononcer négativement.

L'indigo est la seule matière tinctoriale produisant dans ces conditions, des cristaux pouvant faire naître des doutes.

Je me suis assuré que les tissus teints au bois de campêche, d'Inde, au bois jaune, de Fustet, de Fernambouc, à l'aniline, ne donnaient sous l'influence de l'acide acétique aucun produit cristallin analogue. Je dois toutefois prémunir l'expert contre une autre cause d'erreur. Dans un premier travail, j'ai démontré que le sang absorbe l'iode et que le résultat de cette combinaison donne des cristaux d'hémine sous l'influence de l'acide acétique. On pourrait d'après cela être tenté de substituer à la solution iodurée une eau iodée. Or lorsque celle-ci a été préparée en précipitant un peu de teinture d'iode par l'eau, l'iode apparaît au microscope sous forme de bâtonnets noirs à reflets métalliques. On comprend facilement combien il est inutile de se créer ainsi une nouvelle source de difficultés.

Enfin en remplaçant dans la réaction d'hémine le chlorure de sodium par du perchlorure de fer, on aperçoit une quantité considérable de cristaux de formes variées, mais d'aspect organique. Tout d'abord, je les ai attribués aux différents principes cristallins du sang ; depuis j'ai reconnu l'erreur et remarqué qu'ils étaient dus, les uns à l'action de l'acide acétique sur le perchlorure de fer sous une espèce de pression, celle du couvre-objet, les autres à la réaction de l'acide acétique et du perchlorure de fer sur les sels alcalins devenus libres par suite de la coagulation de la matière albuminoïde.

Enfin on aperçoit réellement quelques principes cristallins organiques autres que l'hémine.

Parmi ceux-ci en est-il de caractéristiques pour chaque espèce animale?

Mon erreur première me met en garde contre une réponse précipitée : c'est ce qui m'oblige à terminer ici mon travail.

Nancy. — Imprimerie E. RÉAU, rue Saint-Dizier 51. — 1876.